SUR LES PROPRIÉTÉS CARDIAQUES

DES

STROPHANTUS

PAR

M. BUCQUOY

Médecin de l'Hôtel-Dieu,
Membre de l'Académie de médecine.

CONGRÈS INTERNATIONAL DE THÉRAPEUTIQUE ET DE MATIÈRE MÉDICALE

TENU A PARIS EN 1889

PARIS
OCTAVE DOIN, ÉDITEUR
8, place de l'Odéon, 8

1890

SUR LES PROPRIÉTÉS CARDIAQUES

DES

STROPHANTUS

PAR

M. BUCQUOY

Médecin de l'Hôtel-Dieu,
Membre de l'Académie de médecine.

CONGRÈS INTERNATIONAL DE THÉRAPEUTIQUE ET DE MATIÈRE MÉDICALE

TENU A PARIS EN 1889

PARIS

OCTAVE DOIN, ÉDITEUR

8, place de l'Odéon, 8

1890

SUR LES PROPRIÉTÉS CARDIAQUES

DES

STROPHANTUS

A l'occasion de la question des *Toniques du cœur*, aujourd'hui à l'ordre du jour du Congrès, j'ai pensé qu'il ne serait pas sans intérêt d'aborder ici un chapitre particulier de l'histoire du *Strophantus*, certainement l'un des meilleurs toniques du cœur, quoique, malgré des travaux nombreux à l'étranger et la discussion récente à l'Académie de médecine, il soit encore l'un des moins connus, ou plutôt l'un des moins utilisés.

Le but de cette communication est de mettre sous les yeux des membres du Congrès une série de tracés sphygmographiques recueillis chez des cardiaques traités par le strophantus, et de montrer l'action particulière que ce médicament exerce sur le pouls.

Cette action est assez remarquable pour qu'en comparant une suite de tracés pris chez un même malade en cours de traitement on puisse reconnaître, en général, par les caractères du tracé, les périodes pendant lesquelles il a été soumis au strophantus.

Ces caractères résultent de l'action bien connue de ce médicament sur le cœur, action tonique qu'on obtiendrait peut-être aussi puissante avec d'autres remèdes du même ordre, mais que je n'ai jamais trouvée, dans mes observations comparatives, aussi rapide, aussi régulière et aussi soutenue. Ce sont là des propriétés qui méritaient bien d'être mises en relief, car elles sont là démonstration la plus probante des avantages de la médication strophantique dans un certain nombre d'affections cardiaques.

Pour cette démonstration, j'ai choisi quatorze observations dans la très grande quantité d'observations de maladies du cœur recueillies dans mon service de l'Hôtel-Dieu, depuis près de deux ans que je fais du strophantus l'objet d'une étude spéciale. Toutes ont été prises avec soin, et presque toujours complétées par les courbes indiquant le chiffre de la sécrétion urinaire et par les tracés sphygmographiques qu'on relevait régulièrement et méthodiquement pendant la durée du traitement.

Les tracés sphygmographiques qui font la base de ce travail ont été obtenus dans les cas les plus variés. Sur ces quatorze observations, les deux premières se rapportent à des malades atteints surtout de troubles fonctionnels du cœur, mais sans lésion orificielle évidente. Celui de l'observation I était un emphysémateux à cœur fatigué ; l'observation II, un cas très remarquable de tachycardie.

Les observations III à IX appartiennent à la catégorie des affections mitrales : rétrécissement simple (III), rétrécissement avec insuffisance (IV), insuffisance mitrale (V, VI), rétrécissement avec insuffisance tricuspidienne (VII, VIII).

L'observation IX combine la lésion mitrale et celle de l'orifice aortique, rétrécissement avec insuffisance de cet orifice.

Les X, XI, XII sont des insuffisances aortiques, la première avec rétrécissement, la seconde simple, mais avec adhérences péricardiques. L'observation XII présentait de plus une aortite subaiguë, à laquelle le malade a succombé.

Il s'agit également d'aortite avec accès pseudo-angineux dans l'observation XIII. La XIVe et dernière est un cas de néphrite interstitielle compliquée de l'hypertrophie cardiaque des brightiques et d'aortite. Les accidents cardiaco-aortiques dominèrent à la fin de la maladie et en amenèrent la terminaison fâcheuse.

Je me suis appliqué, comme on le voit, à réunir dans ce petit nombre de faits la plupart des cas de maladies de cœur que la clinique offre à notre observation.

Le temps nous est trop mesuré pour que j'aie la pensée d'en faire seulement l'analyse, je me contenterai de tirer parti des enseignements que ces observations nous fournissent relativement à la question mise à l'étude, et je les joins à titre de documents à ce travail.

Il ressort de l'examen comparatif de ces divers tracés sphygmographiques que, quelle que fût la variété de maladie cardiaque, le pouls, dès que le strophantus a été administré, s'est modifié d'une manière constante, en prenant des caractères qui sont les suivants : la ligne ascendante verticale et plus élevée, la chute de la ligne de descente plus rapide et le sommet qui les réunit plus aigu, c'est-à dire les caractères du pouls de l'insuffisance aortique.

Cette ressemblance avec le pouls de l'insuffisance aortique est, en effet, la caractéristique du *pouls strophantique*. Si bien que j'ai l'habitude de dire d'un pouls mitral influencé par le strophantus, qu'il *s'aortise*, car il a, dès lors, dans les tracés, l'aspect du pouls dit *aortique*.

De pareilles modifications ne reconnaissent pas d'autre cause que l'action du strophantus sur le cœur, dont il augmente dans des proportions considérables l'énergie contractile, ce qui justifie la place importante qui a été donnée par tous les observateurs à ce médicament parmi les toniques du cœur.

Que se passe-t-il dans la systole ventriculaire ainsi renforcée ? La contraction musculaire rendue plus énergique lance dans l'aorte une quantité de sang plus considérable qui s'ajoute, dans un temps plus court, à la masse du sang artériel ; comme conséquence, excès de pression dans ce vaisseau et distension brusque de sa paroi, qui retentit jusqu'à l'artère radiale, où le levier du sphygmographe les traduit par une ascension brusque et rapide qui donne à la ligne ascendante plus de hauteur et sa verticalité.

N'avons-nous pas, dans cette donnée toute clinique, les éléments d'une expérience thérapeutique supérieure à celles de laboratoire, en ce sens que le remède étant appliqué à dose thérapeutique et dans l'état de maladie, les résultats paraîtront plus probants, au point de vue de la pratique, que s'il était donné à doses toxiques et chez des animaux dont le cœur est intact.

Seulement on m'objectera que c'est donner une bien grande valeur à des tracés obtenus avec un instrument qui rend certainement de très grands services en clinique, mais qui est loin d'être parfait. Il n'enregistre que certains états du pouls, et, de l'avis même de son inventeur, M. Marey, il ne faut pas lui demander autre chose que ce qu'il peut donner.

Ce qu'il peut donner, ainsi que le fait remarquer le professeur Potain, dans un article fort intéressant en cours de publication dans les *Archives de Physiologie* (1), ce sont des indications suffisantes sur les modifications de la pression artérielle dans le sens de la force ou de la faiblesse, mais nullement la mesure de ces modifications.

J'ai trop l'habitude du sphygmographe pour n'avoir pas prévu l'objection et pour avoir commis la faute que M. Potain reproche à certains observateurs. Je n'ai demandé aux tracés sphygmographiques que des indications comparatives sur la force et la faiblesse du pouls soumis au strophantus, et cela à diverses époques de l'observation. De plus, pour me prémunir contre l'erreur et assurer l'uniformité des résultats, j'ai eu soin que tous les tracés fussent pris avec le même instrument et par un même élève qui y a apporté, je me plais à le reconnaître, un zèle et une habileté au-dessus de tout éloge.

Quant à la mesure de la pression elle-même, je suis bien d'accord avec mon savant ami M. Potain pour reconnaître que ni le sphygmographe, ni le sphygmomanomètre que nous devons à son ingéniosité, ne sont des moyens cliniques suffisants pour l'apprécier, et que c'est sur des données théoriques plutôt que sur des données expérimentales que ceux qui en parlent le plus se fondent pour l'établir.

Mais, sans nous égarer sur cette question de la pression artérielle, encore si obscure et cependant d'un si grand intérêt dans la clinique des maladies du cœur, revenons aux tracés du pouls strophantique et à l'amplitude exagérée de la pulsation qui le caractérise.

Quelque diverses qu'aient été les conditions dans lesquelles ces tracés ont été obtenus, toujours l'administration du strophantus a répondu à une même indication, la nécessité de renforcer la contraction ventriculaire. Dans les observations I et II, il s'agissait d'un simple affaiblissement du cœur; dans

(1) POTAIN. — Sur le Sphygmomanomètre et la mesure de la pression artérielle chez l'homme à l'état normal et pathologique. (*Arch. de Physiologie*, n° de juillet 1889.)

les suivantes, III à XII, cet organe donnait les signes d'une fatigue passagère ou permanente, à la suite de l'effort qui lui était imposé par des lésions orificielles mitrales ou aortiques, simples ou combinées. Dans les dernières, XII à XIV, l'affaiblissement des contractions cardiaques trouvait sa cause dans un obstacle situé au delà du cœur : aortite, athéromes aortiques et artériels, artério-sclérose des dernières ramifications du système artériel.

Dans tous ces cas les tracés sphygmographiques révèlent l'action cardiaque du strophantus par l'exagération de la pulsation caractéristique du pouls strophantique. Cette action, semblable à celle de la plupart des toniques du cœur, se manifeste sur le pouls par l'augmentation de sa force, par la diminution de la fréquence et par sa régularisation. On peut regarder comme constant le premier effet, ainsi que je l'indiquais dans ma communication du 8 janvier à l'Académie de médecine (1); la systole ventriculaire étant plus énergique, le pouls est plus fort. La diminution de fréquence en est aussi la conséquence nécessaire; car en se renforçant, la systole se prolonge et diminue ainsi la fréquence du pouls. Ces effets de ralentissement du pouls sont manifestes dans les tracés des observations II, III, VII, VIII, IX, XI. Les quatorze observations pourraient être données comme exemple de renforcement du pouls sous l'influence de la médication strophantique.

Quant à la régularisation, j'ai dit autrefois qu'elle m'avait fait souvent défaut. Ainsi, le pouls de l'observation VI se relève, mais reste irrégulier; il tend toutefois manifestement à se régulariser dans les observations VII et VIII, ce qui s'explique, l'arythmie du cœur trouvant une de ses principales causes dans la faiblesse des contractions cardiaques.

Si nous comparons, d'une part, les tracés recueillis chez les malades atteints de lésions mitrales (obs. III à VIII), et d'autre part les tracés de malades porteurs de lésions de l'orifice aortique, nous serons frappés de la différence dans la manière dont se traduit chez les uns et chez les autres le renforcement du pouls. Tandis qu'il se relève, mais avec une ascension médiocre, chez le mitral, chez le cardiaco-aortique, non seulement

(1) Le Strophantus dans les maladies du cœur. (*Bulletin de l'Académie de médecine*, p. 13, n° du 8 janvier 1889.)

il se relève, mais il exagère même les caractères du tracé sphygmographique de l'insuffisance aortique. Pourquoi cette différence? Parce qu'avec les lésions mitrales le muscle cardiaque sur lequel agit le strophantus manque souvent de vigueur, et que le défaut d'occlusion de l'orifice atténue singulièrement la poussée du sang dans l'aorte, d'où l'élévation moindre de la ligne ascendante. Dans les lésions cardiaco-aortiques, au contraire, l'action du médicament porte toujours sur un cœur hypertrophié et souvent dilaté, de sorte que l'énergie accrue de la contraction ventriculaire, donne à la poussée aortique sa force et la brusquerie qui exagère encore le pouls dit aortique.

Comme preuve de l'action surtout toni-cardiaque du strophantus, signalons le rôle assez secondaire de la lésion orificielle dans les modifications du pouls. Deux de nos plus beaux tracés ont été recueillis sur des malades exempts de souffle mitral ou aortique, le malade de l'observation II, atteint de tachycardie imputable vraisemblablement à un désordre de l'innervation cardiaque, et celui de l'observation I, simple emphysémateux, à cœur forcé, dont le pouls, au treizième jour de traitement, s'était absolument aortisé.

Nous venons d'ajouter des preuves sphygmographiques à toutes celles qui ont été données soit par les expérimentateurs, soit par les cliniciens, relativement à l'action puissante du strophantus sur la contraction cardiaque; le sphygmographe la révèle en montrant l'excès de tension artérielle qui résulte de l'exagération de la systole ventriculaire.

Mais cet excès de tension n'aurait-il pas d'autre cause que la pression exercée en amont par une contraction plus énergique, et n'est-il pas dû aussi en grande partie à une résistance en aval provoquée par une action vaso-constrictive que le strophantus exercerait sur les petits vaisseaux de la périphérie? Sur ce point, les observateurs ne sont pas d'accord; les uns, ce sont surtout les physiologistes, admettent le resserrement des artérioles; les autres, comme Fraser et la plupart des cliniciens, ne reconnaissent aucune action vaso-constrictive au strophantus.

Je ne crois pas qu'on puisse chercher dans la lecture des tracés sphygmographiques la solution de ce problème difficile.

Je suis convaincu, pour ma part, que si la strophantine injectée à doses toxiques chez les animaux a déterminé un resserrement des petits vaisseaux, le strophantus administré à doses thérapeutiques n'a pas sur eux l'action vaso-constrictive d'autres toniques du cœur, et en particulier de la digitale. J'ai pu bien des fois, après quelques jours d'administration de la digitale, au moment où cette action vaso-constrictive m'obligeait à l'abandonner, continuer à soutenir le cœur et maintenir la diurèse par le strophantus. J'ai surtout bien des fois aussi obtenu les meilleurs résultats de l'emploi du strophantus chez des cardiaco-aortiques, malades à hypertension, chez lesquels tout médicament capable d'exagérer la résistance est nécessairement proscrit.

A ces raisons tirées de l'expérience clinique, je n'en ajouterai qu'une seule demandée à l'expérimentation physiologique; je la trouve dans un mémoire intéressant du docteur Emile Delsaux, de l'Université de Liège (1).

Dans le but d'élucider la question de l'action constrictive sur les vaisseaux, il a enregistré les variations du volume du rein au moyen de l'*Oncomètre* de Roy.

Cet appareil consiste dans une capsule formée de deux valves réunies par une charnière, sur chacune desquelles on tend une feuille de baudruche, de telle sorte que, lorsqu'on referme l'oncomètre, le rein est en rapport par toute sa surface avec cette baudruche. Entre la membrane et la capsule on introduit de l'huile, et le rein, en se dilatant, chasse l'huile dans l'ongographe, qui n'est en réalité qu'un tambour inscripteur un peu modifié.

Le résultat de l'expérience, après injection de 50 gouttes de strophantus, est le suivant : le tracé oncométrique n'a pas varié et les pulsations restent bien marquées, ce qui n'aurait pas eu lieu s'il s'était produit une action vaso-constrictive qui eût diminué notablement le volume du rein. Donc le strophantus n'a pas d'action vaso-constrictive.

Si le strophantus n'a pas d'action vaso-constrictive, on voit de suite quel parti on peut tirer de ce médicament, qui peut, dès lors,

(1) Docteur Emile Delsaux, de Liège: *Note sur l'action physiologique et sur l'action thérapeutique du Strophantus hispidus.*

*

être appliqué, sans tenir compte des effets de la lésion primitive sur la tension artérielle. Il convient non seulement dans les asystolies d'origine mitrale, mais aussi dans les lésions aortiques et les artério-scléroses plus ou moins généralisées, accompagnées ou non de néphrite interstitielle, où l'excès de tension est la règle.

Par cela même que le pouls strophantique est un pouls qui se démitralise, le strophantus satisfait absolument à l'indication maîtresse de l'asystolie, qui est de rétablir en faveur de la pression artérielle l'équilibre qui tend à se rompre au profit de la tension veineuse.

Cette indication sera d'autant mieux remplie que le strophantus a, sur les autres toniques du cœur, l'avantage de la rapidité d'action, et d'une action plus longtemps soutenue. A ces avantages nous ajouterons la tolérance du médicament et la facilité de son administration.

Son action est plus rapide ; nos tracés le démontrent, car c'est immédiatement, et non pas au bout de quelques jours, que l'amplitude de la pulsation indique l'accroissement de l'énergie ventriculaire. Dès le premier jour, et dès les premières heures, comme l'avaient remarqué Fraser et quelques observateurs, le pouls se relève de la manière la plus manifeste. (Observations II, VII, IX, XIV.)

Son action est aussi plus soutenue et peut être longtemps prolongée, ce qui n'est pas le cas pour le meilleur tonique du cœur, la digitale, dont on doit suspendre l'administration au bout de peu de temps, si on ne veut pas perdre en quelques jours tout le bénéfice obtenu.

J'ai des tracés recueillis après plusieurs mois de l'administration du strophantus, sans que le cœur ait faibli et sans que j'aie rencontré d'intolérance ; c'est, comme je l'ai dit ailleurs, un médicament de soutien qu'on peut et qu'on doit longtemps continuer.

Mais pour que le strophantus donne les résultats que son action physiologique permet d'en attendre, il est une condition indispensable, il faut que la fibre cardiaque puisse répondre encore à la stimulation qui la sollicite à se contracter. Il faut donc qu'elle ne soit ni trop affaiblie, ni trop dégénérée.

Malheureusement, il arrive une période, dans les maladies du cœur, où le muscle n'est plus capable de se contracter avec une certaine énergie, le strophantus reste alors sans action et le tracé donne un pouls toujours aussi faible, toujours aussi irrégulier.

Dans ces cas d'asystolie avancée où le tracé n'indique aucun relèvement du pouls, où la courbe de l'urine montre une diminution notable et persistante de la sécrétion urinaire, ces seuls signes ont une valeur pronostique capitale et permettent de conclure à un dénouement fatal et prochain. Seulement, ici encore, le strophantus présente, à mes yeux, un avantage sur les autres toniques du cœur, car c'est lui qui réussit le mieux, dans ces cas désespérés, à relever l'action du cœur. Il est donc en quelque sorte la pierre de touche qui servira à apprécier l'état du cœur. Où j'ai vu échouer le strophantus, tous les autres toni-cardiaques, même la digitale, ont également échoué.

J'aurais voulu compléter cette étude en établissant les rapports que donne l'examen comparatif des tracés sphygmographiques et des courbes d'urine chez les cardiaques soumis au strophantus. Mais ce serait dépasser plus qu'il ne convient le temps qui m'est accordé ; je me contente donc de résumer la question en quelques mots.

Dans la plupart des cas, et j'ai plusieurs centaines de cas pour appuyer cette proposition, on voit l'action du strophantus s'exercer parallèlement sur la sécrétion urinaire et sur la contraction cardiaque, et l'amplitude plus grande du pouls répondre à une élévation plus marquée du chiffre de l'urine. De plus, de même que l'action toni-cardiaque du médicament se soutient, de même aussi son action diurétique se prolonge, le tout à l'avantage du malade ; car on peut établir en règle que tout cardiaque dont le pouls se relève et qui se remet à uriner n'est pas en danger immédiat. On pourra même espérer un soulagement de quelque durée, si les tracés du pouls et de l'urine indiquent la persistance des effets toni-cardiaques du strophantus.

En somme, et pour conclure, nous dirons qu'il résulte des faits que je viens d'étudier, qu'à l'aide du sphygmographe de Marey, et malgré ses imperfections, on peut obtenir, chez les malades traités par le strophantus, des tracés qui traduisent assez exactement l'influence de ce médicament sur le pouls.

Le pouls, que j'ai appelé *Pouls strophantique*, a pour caractère principal l'amplitude exagérée de la pulsation, ce qui lui donne l'aspect du pouls de l'insuffisance aortique.

L'utilité de ces tracés, au point de vue pratique, n'est pas contestable : c'est le meilleur moyen d'apprécier *de visu* l'action toni-cardiaque du médicament, de juger dans quelles limites cette action s'exerce, et même de reconnaître jusqu'à quel point le cœur est capable d'y répondre.

Observation I. — *Emphysème pulmonaire.*

H..., 65 ans, salle Saint-Augustin, n° 9, se plaint d'oppression continue avec crises nocturnes pseudo-asthmatiques. Il a tous les signes d'un emphysème généralisé avec un cœur fatigué. Les battements du cœur sont faibles, inégaux; le pouls est fréquent, petit, un peu irrégulier, avec quelques intermittences. Pas d'œdème,

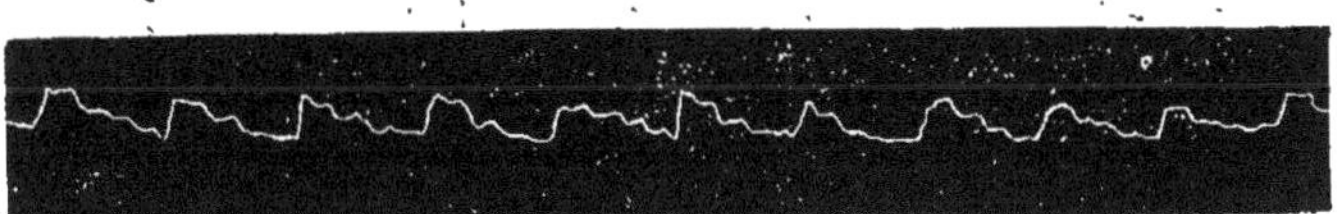

Tracé 1.

Tracé sphymographique pris avant toute médication.

Le strophantus relève rapidement le taux de l'urine, tombé à 250 centimètres cubes, et le maintient à 1,500 environ. Le tracé se modifie complètement; le pouls est plus lent, régulier et beaucoup plus fort.

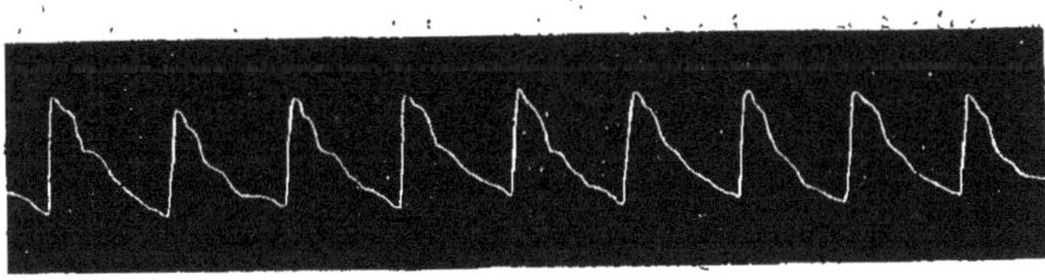

Tracé 2.

Tracé pris le treizième jour de la médication strophantique.

Le malade sort très amélioré après vingt jours de traitement (janvier 1889).

Observation II. — *Tachycardie.*

Tavernier Charles, 59 ans, cordonnier, entre, le 18 janvier 1889, salle Saint-Augustin, n° 18. Dyspnéique depuis trois ans, il a déjà fait séjour dans deux hôpitaux pour des palpitations et de l'œdème.

Il rentre à l'hôpital pour une dyspnée excessive avec cyanose, œdème des jambes, oscillations dans les jugulaires distendues, diminution de la quantité d'urine sans albuminurie, 250 centimètres cubes; congestion hépatique.

Le pouls, très faible, à peine perceptible, est d'une rapidité extrême : 192 pulsations à la minute.

Le cœur est un peu hypertrophié. Les battements sont sourds, mal frappés, réguliers; on ne perçoit aucun signe de lésion valvulaire.

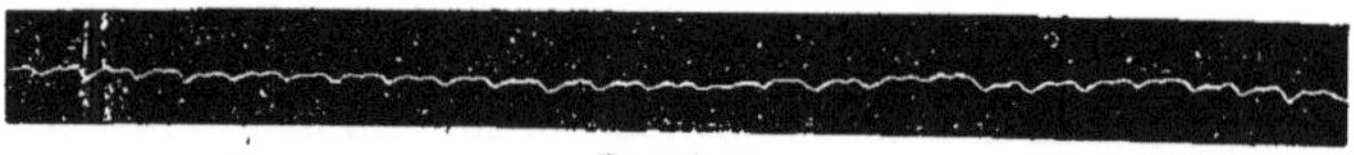

TRACÉ 3.

Tracé pris le 19 janvier. Pas de traitement. Pouls 192.

On prescrit du strophantus, qui, dès le premier jour, donne une diurèse de 1,500 centimètres cubes, et transforme le tracé. Le pouls, un peu moins rapide (160 pulsations), est beaucoup plus fort.

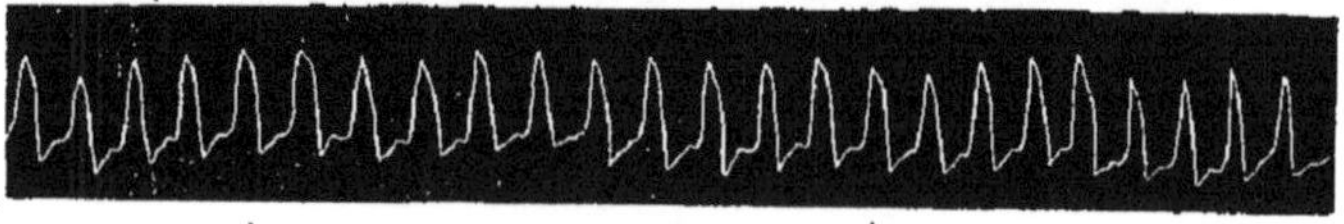

TRACÉ 4.

Tracé du 20 janvier. Le malade a pris 3 granules de strophantus. Pouls 160.

Le lendemain, le pouls est devenu franchement aortique; il est ralenti et régulier. Diurèse : 2 litres.

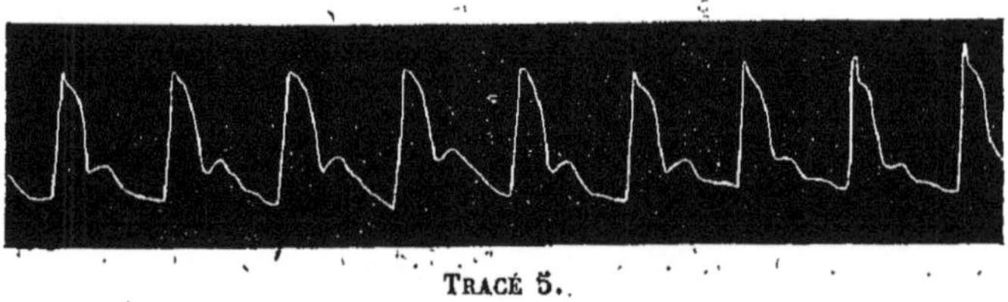

TRACÉ 5.

Tracé du 21 janvier. 4 granules de strophantus. Pouls 88.

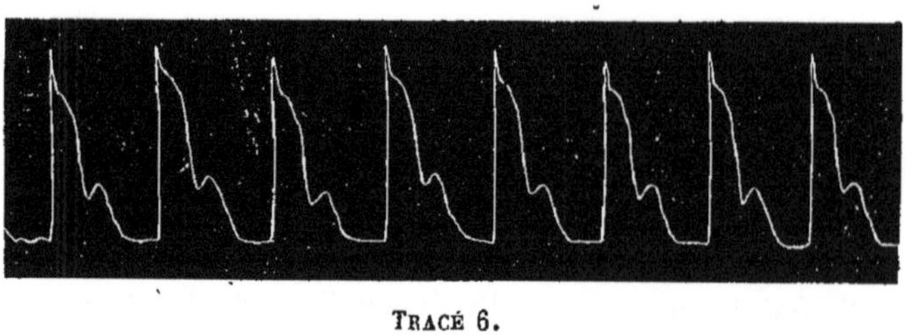

TRACÉ 6.

23 janvier. Troisième jour du traitement Pouls 80

**

Le traitement est continué pendant un mois. Le pouls se maintient avec ces mêmes caractères, qu'il garde même après le traitement. La diurèse oscille entre 1,500 et 3,000 centimètres cubes. L'auscultation ne donne aucun bruit pathologique.

Le malade sort le 8 mars, tout à fait rétabli.

OBSERVATION III. — *Insuffisance mitrale.*

X..., 19 ans, relieur, salle Saint Augustin, n° 28, a les signes d'une insuffisance mitrale : souffle systolique à la pointe; pouls petit, mais régulier; palpitations, dyspnée d'effort, enflure passagère des jambes.

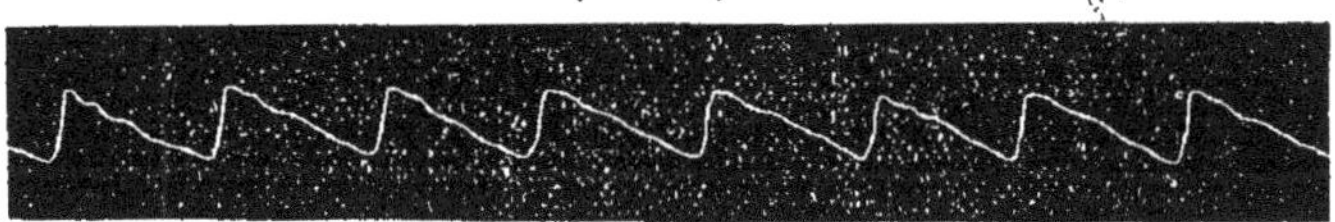

TRACÉ 7.
Pas de médication. Pouls 68.

On commence le traitement le 27 octobre 1888. La diurèse, de 1,500 centimètres cubes, monte à 2,500. Le pouls devient plus fort et diminue de fréquence.

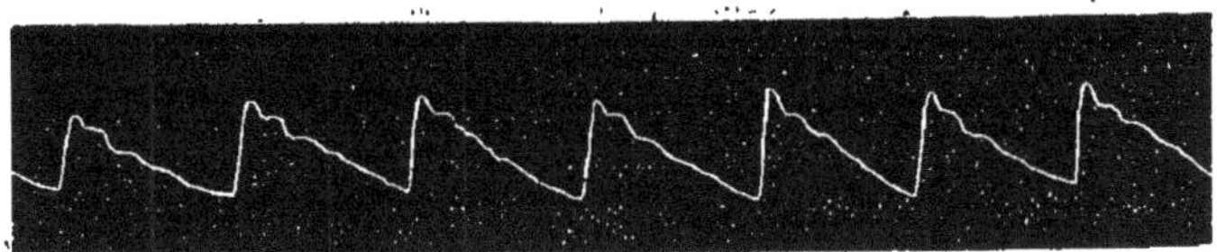

TRACÉ 8.
Après le premier jour du traitement. Pouls 66.

La quantité d'urine s'élève jusqu'à 4 litres après l'addition d'un quatrième granule de strophantus. Le pouls devient plus fort; sa fréquence varie entre 55 et 60 à la minute. Le traitement est continué dix-sept jours.

OBSERVATION IV. — *Insuffisance avec rétrécissement mitral.*

Holtz (Jules), employé, 22 ans, salle Saint-Augustin, n° 15, mai 1889, a une lésion mitrale ancienne déjà traitée par le strophantus.

Il revient pour des palpitations plus fortes et un peu d'œdème. Le pouls est irrégulier, assez fort, un peu inégal.

Souffle systolique doux, s'entendant à la pointe et dans l'aisselle, et dédoublement du second bruit à la base.

Les urines sont rares (1 litre), sans albumine.

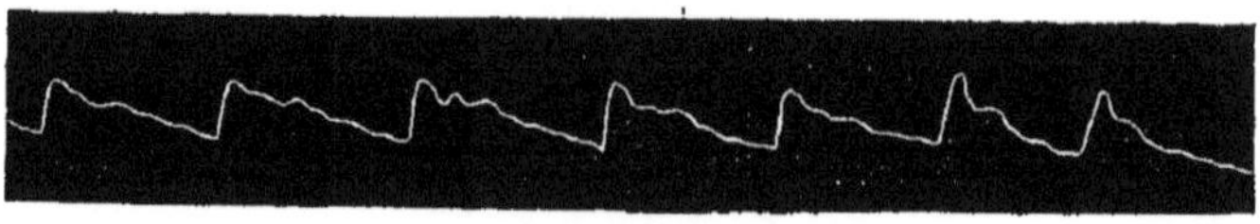

TRACÉ 9.

Avant le traitement.

Par le strophantus, on obtient immédiatement la diurèse, le relèvement du pouls et sa régularité.

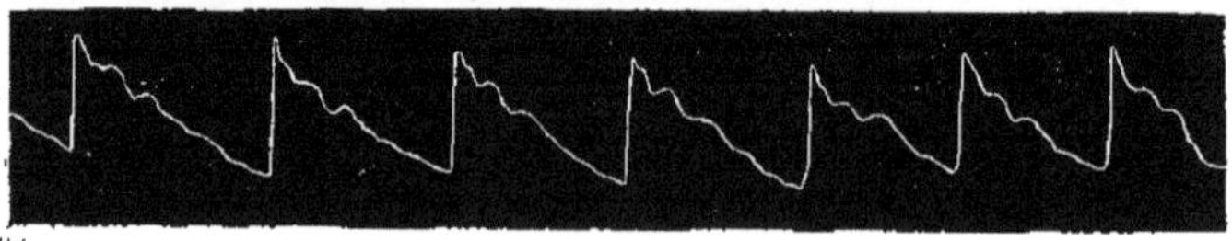

TRACÉ 10.

Après 8 jours de traitement.

Le malade sort après quinze jours de traitement.

OBSERVATION V. — *Insuffisance mitrale.*

Rousse (Émile), 27 ans, garçon marchand de vins, salle Saint-Augustin n° 26, se plaint d'une oppression continuelle, de battements de cœur et d'œdème périmalléolaire.

Les contractions cardiaques sont très faibles et ralenties. Le premier bruit à la pointe est prolongé, légèrement soufflant; le deuxième bruit à la base, à droite, est retentissant.

Le pouls est petit, régulier, très lent (44 pulsations).

La diurèse est abondante (2 litres).

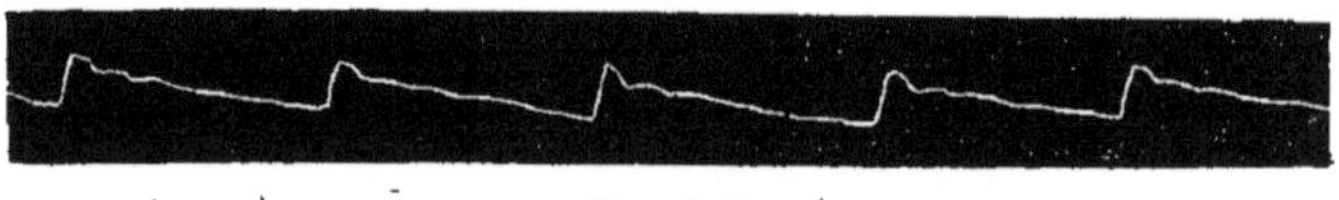

TRACÉ 11.

Tracé pris avant le traitement. 48 pulsations.

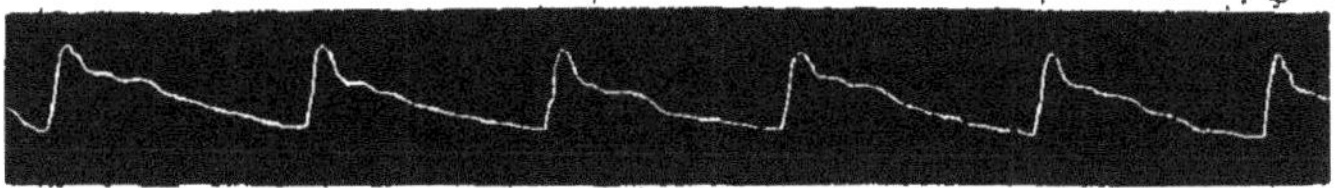

TRACÉ 12.

Après 6 jours de traitement. 56 pulsations.

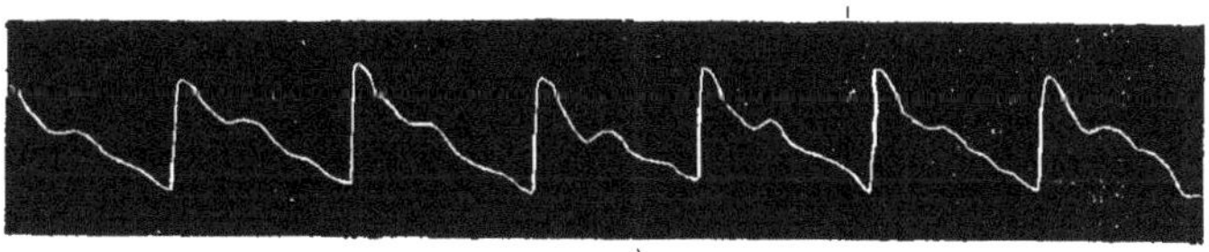

TRACÉ 13.

Après 16 jours de traitement. 68 pulsations.

Le strophantus, commencé le 30 avril, modifie le pouls dans sa force et dans sa fréquence; la ligne d'ascension est beaucoup plus longue; la fréquence s'élève de 44 à 68 pulsations. En même temps le souffle systolique devient plus net. La diurèse persiste.

OBSERVATION VI. — *Insuffisance mitrale.*

Grimentier (Clémence), cuisinière, 53 ans, salle Sainte-Monique, n° 5, porte une lésion ancienne d'insuffisance mitrale. Elle a depuis quelques jours des symptômes d'asystolie menaçante : dyspnée très vive, palpitations, un peu d'œdème des jambes et des cuisses, congestion hépatique avec un peu d'ictère, congestion pulmonaire, urines albumineuses et rares (400 cc).

Le cœur est en arythmie complète; on entend mal le souffle systolique intense que l'on a constaté autrefois chez elle.

Le pouls est à peine perceptible, très irrégulier...

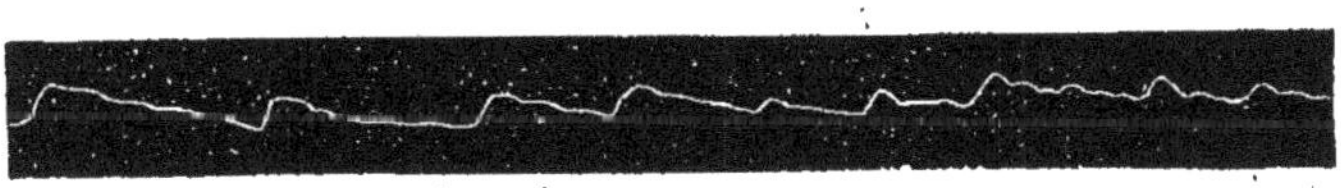

TRACÉ 14.

Avant le traitement.

On la laisse quelques jours au repos et au régime lacté. Les symptômes s'amendent quelque peu. Le tracé reste le même. On commence le strophantus le 4 juin. Aussitôt la diurèse se rétablit; le pouls se relève, le tracé n'est plus mitral.

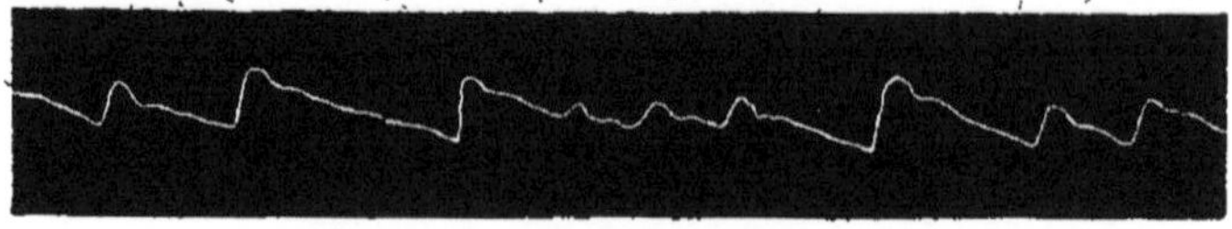

Tracé 15.
Après le deuxième jour du traitement.

L'amélioration se fait rapidement. Vingt jours de traitement.

Observation VII. — *Insuffisance avec rétrécissement mitral. Insuffisance tricuspidienne.*

Chouard (Jules), 46 ans, nourrisseur, entre, le 31 mai 1889, salle Saint-Augustin, n° 18. Cyanose, grande dyspnée, un peu d'œdème des chevilles survenu surtout depuis quinze jours.

Le pouls est lent, très irrégulier, assez faible.

Souffle systolique intense de la pointe, avec dédoublement du second bruit. On constate de plus une insuffisance tricuspidienne avec un pouls veineux vrai, un peu d'expansion du foie et un souffle tricuspidien assez net :

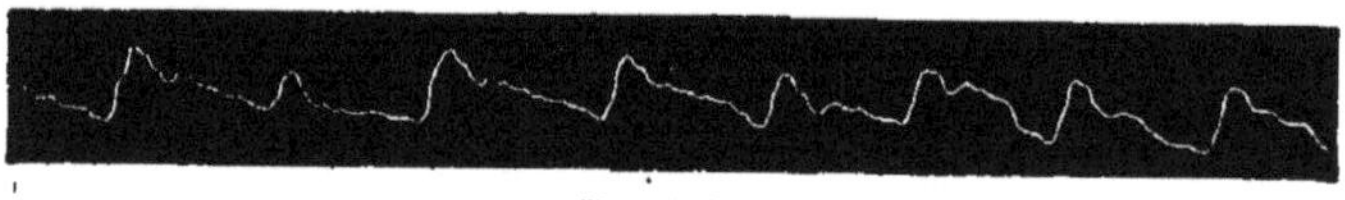

Tracé 16.
Pas de traitement.

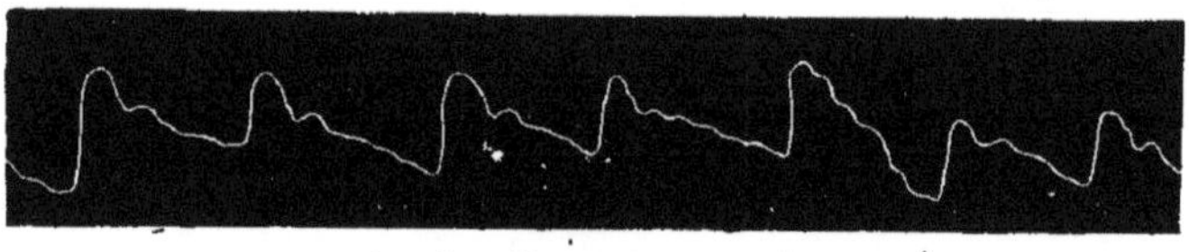

Tracé 17.
Après le premier jour du strophantus.

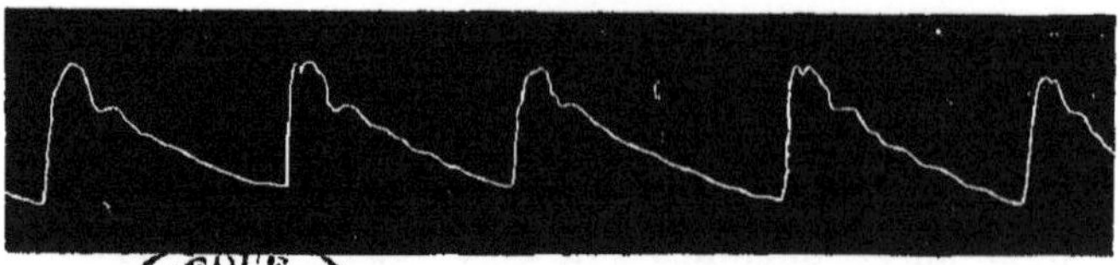

Tracé 18.
Après 14 jours de traitement.

Le strophantus, commencé le 4 juin, modifie le tracé comme dans les autres cas. La diurèse s'établit de même et va jusqu'à 2,500 centimètres cubes.

Observation VIII. — *Insuffisance mitrale. Insuffisance tricuspidienne.*

Farcy (Charles), 42 ans, employé, salle Saint-Augustin, n° 24, mars 1889.

Insuffisance mitrale ancienne déjà traitée dans le service.

Actuellement, il a de l'insuffisance tricuspidienne avec un souffle doux au foyer de l'orifice tricuspide et des battements hépatiques et jugulaires très marqués. La dilatation du cœur droit masque les signes de la lésion mitrale.

Le pouls est petit, très inégal et irrégulier.

Le malade est cyanosé, avec œdème des jambes; il a de la congestion pulmonaire aux deux bases. Les urines (250 cc) contiennent un peu d'albumine.

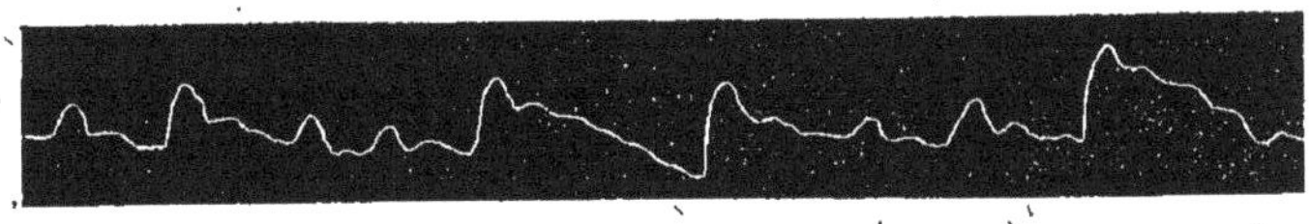

Tracé 19.
Avant la médication.

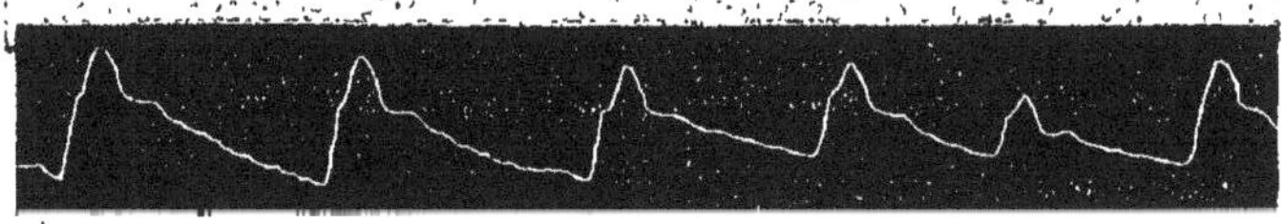

Tracé 20.
Après 20 jours de traitement.

Le strophantus, donné du 17 mars au 8 avril, détermine une amélioration générale, de la diurèse (2 litres), la régularité, le ralentissement et l'amplitude du pouls. Les signes stéthoscopiques persistent.

Observation IX. — *Insuffisance mitrale. Rétrécissement avec insuffisance aortique.*

Vacherre (Pierre), garçon d'hôtel, 49 ans, salle Saint-Augustin, n° 15, juin 1889, se plaint d'une dyspnée d'effort et d'œdème marqué des extrémités inférieures.

On constate un souffle systolique très net à la pointe, avec propagation axillaire, et au niveau de la base un léger bruit de souffle aux deux temps.

Les artères sont athéromateuses.

Le pouls est régulier, assez fort, mais non bondissant.

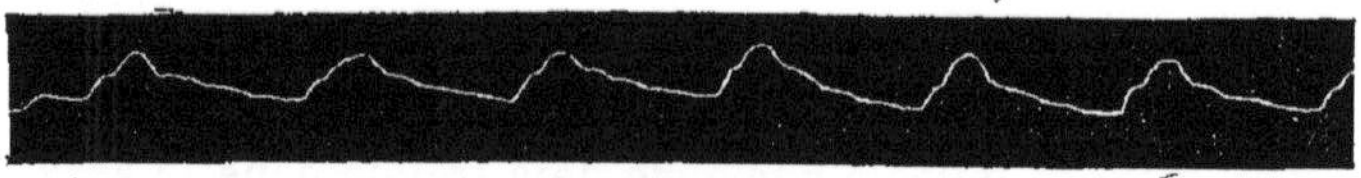

TRACÉ 21.
Tracé pris avant le traitement.

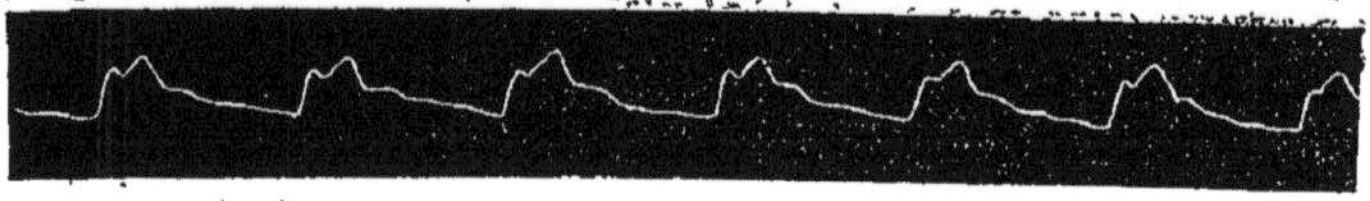

TRACÉ 22
Après le premier jour du traitement.

Le strophantus n'élève pas sensiblement le taux de l'urine, qui était de 1,500 centimètres cubes avant le traitement, mais il modifie considérablement la ligne d'ascension du tracé.

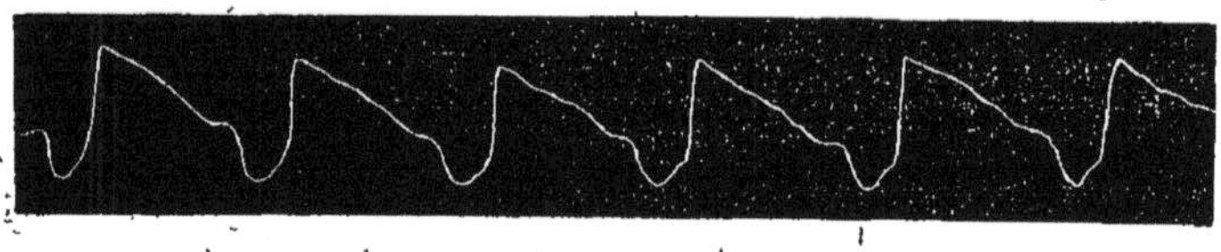

TRACÉ 23.
Après le septième jour du traitement.

OBSERVATION X. — *Rétrécissement avec insuffisance aortique.*

Taillard (Louis), 29 ans, charretier, salle Saint-Augustin, n° 2, entre le 18 janvier 1889 avec une double lésion aortique.

Hypertrophie considérable du cœur. Souffle systolique râpeux souffle diastolique, aspiratif, au-dessous du troisième espace intercostal droit.

Pouls régulier, bondissant et dépressible.

Accès pseudo-angineux très violents, vertiges, quelquefois même syncopes.

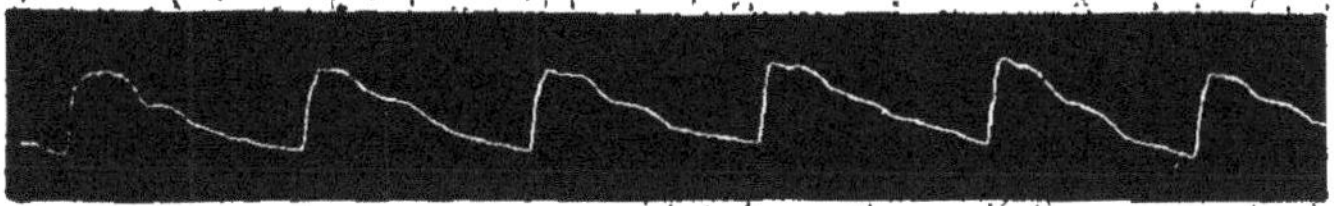

TRACÉ 24.
Pas de médication.

Le strophantus, commencé le 21 janvier, donne bientôt au pouls une amplitude considérable qui se maintient pendant le traitement.

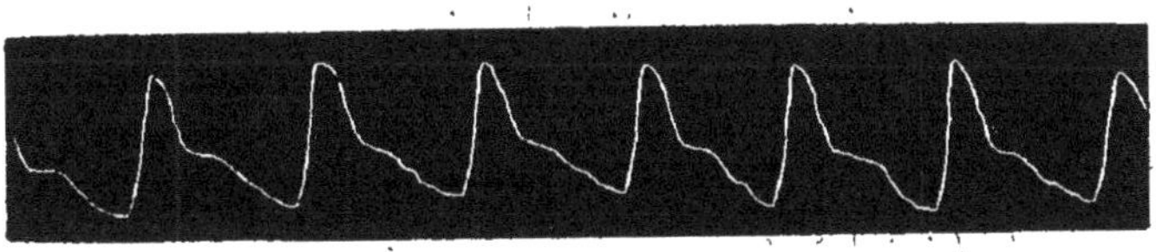

TRACÉ 25.
Sixième jour du strophantus.

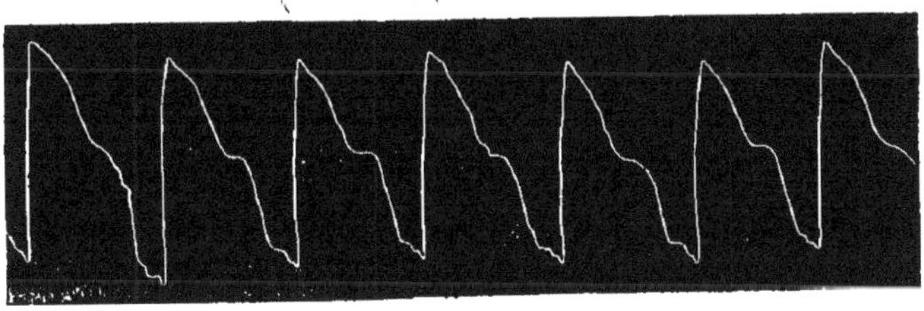

TRACÉ 26.
Onzième jour du traitement.

La diurèse d'un litre est en même temps élevée à 1,500 ou 2,000 centimètres cubes.

Le malade sort le 15 février; l'ascension du tracé, sans avoir l'amplitude acquise, est encore très élevée.

OBSERVATION XI. — *Insuffisance aortique.*

V... (Louise), salle Sainte-Monique, nº 11, mai 1888; signes d'une insuffisance aortique avec adhérences péricardiques probables.

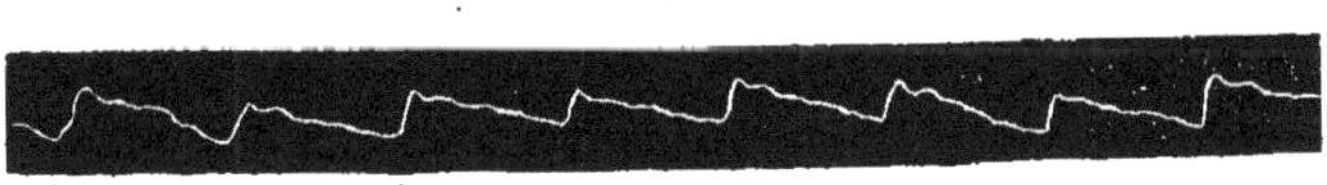

TRACÉ 27.
Avant la médication.

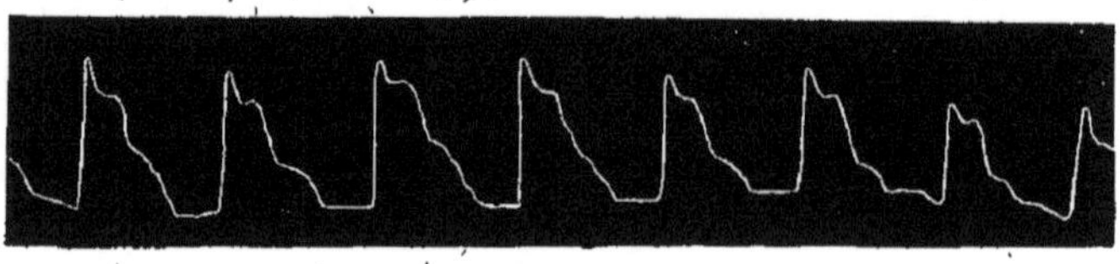

TRACÉ 28.
Après le strophantus.

Le strophantus détermine une diurèse peu abondante, mais agit sur la contraction cardiaque et modifie le tracé.

OBSERVATION XII. — *Insuffisance aortique. Dilatation de l'aorte ascendante. — Aortite subaiguë. — Mort.*

B..., 29 ans, employé, entre, le 9 mars 1888, salle Saint-Augustin, nº 21. Il se plaint depuis plusieurs mois de palpitations, de douleurs rétro-sternales, puis de vertiges et d'épistaxis fréquentes. Récemment sont survenus des accès d'angine de poitrine à forme pseudo-asthmatique, sans irradiations.

Hypertro hie cardiaque considérable. Léger frôlement diastolique. Souffle musical intense au premier temps à la base, se diffusant jusqu'à la pointe, où il n'y a pas de propagation axillaire. Souffle diastolique doux le long du sternum.

Le pouls est assez petit, non bondissant. Il y a cependant un peu de soulèvement des artères du cou.

Il y a un peu d'œdème des jambes. Urines rares (750 cc).

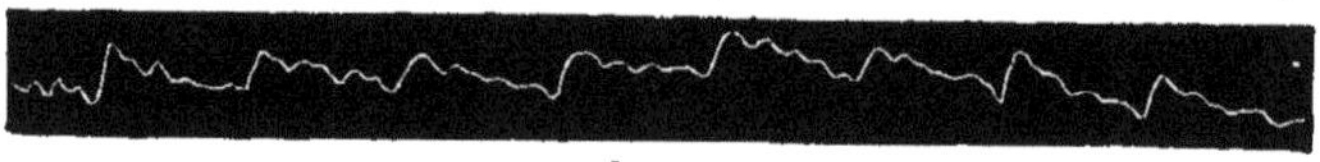

TRACÉ 29.
Pas de médication.

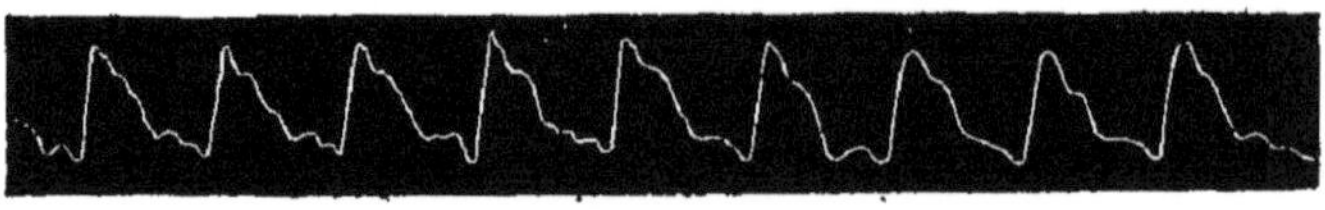

TRACÉ 30.
Tracé pris le quatrième jour du traitement.

Le strophantus, commencé le 12 mars, fait monter la diurèse à 2 litres; le pouls se modifie pour devenir franchement aortique.

Le malade sort, sur sa demande, le 19 mars ; il rentre le 23 en pleine asystolie et meurt le 31. L'autopsie confirme le diagnostic.

Observation XIII. — *Aortite avec accès pseudo-angineux.*

Bouquet (Eugène), 46 ans, porteur de pianos, entre, le 10 février 1889, salle Saint-Augustin, n° 37, pour des douleurs rétro-sternales et des accès pseudo-angineux. Dyspnée vive, sans palpitations ni œdème.

Les artères sont athéromateuses. Le pouls est assez fréquent, fort et dur. Un peu d'hypertrophie du cœur. Le premier bruit à la base, et surtout vers l'aorte, est légèrement soufflant ; il y a un éclat tympanique du second bruit.

Urines normales, non albumineuses.

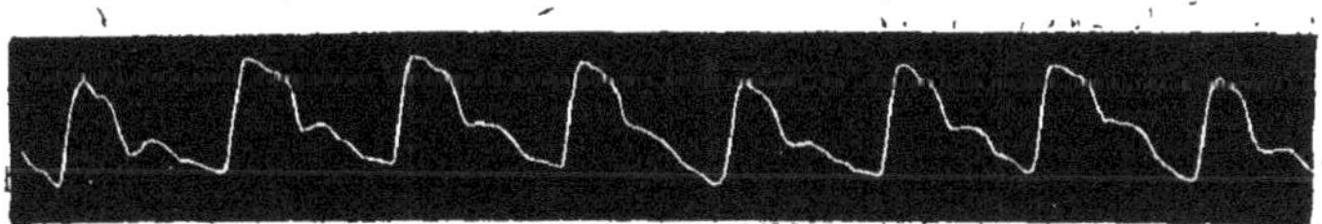

Tracé 31.
Tracé pris après le premier jour du traitement.

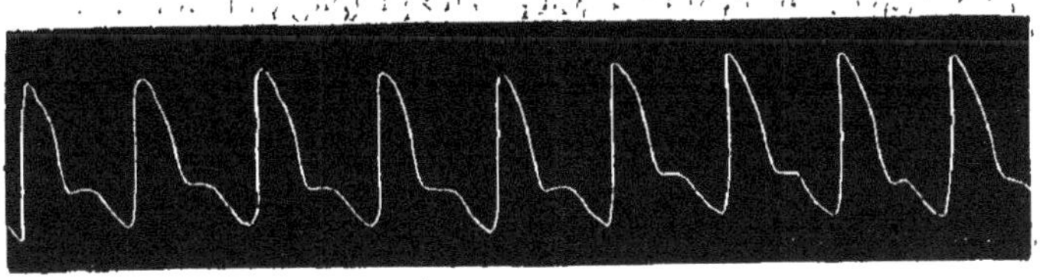

Tracé 32.
Tracé pris après le deuxième jour du traitement.

On relève son tracé par le strophantus, commencé le 20 février ; on obtient une diurèse régulière.

Le malade sort le 21 mars, après avoir suivi également un traitement ioduré.

Observation XIV. — *Aortite chronique. — Néphrite interstitielle. Mort.*

Lampérière (Victor), 59 ans, ancien marchand de vins, alcoolique, entre, le 1er février 1889, salle Saint-Augustin, n° 27, pour des douleurs rétro-sternales et des accès pseudo-asthmatiques d'angine de poitrine.

Le pouls est vibrant; l'artère, dure.

Le cœur est hypertrophié. Pas de bruit de souffle, mais éclat tympanique du second bruit à la base, retentissant jusqu'à la pointe.

Les urines sont assez abondantes, non albumineuses.

Le cœur se fatigue peu à peu; on perçoit un léger bruit de galop; la diurèse tombe à 250^{cc}. La dyspnée est très vive.

On donne du strophantus le 11 février pour relever l'action du cœur, et on le continue pendant huit jours; il augmente l'ascension du tracé et augmente un peu la quantité d'urine, mais n'agit pas sur les crises dyspnéiques. On a recours à d'autres médications.

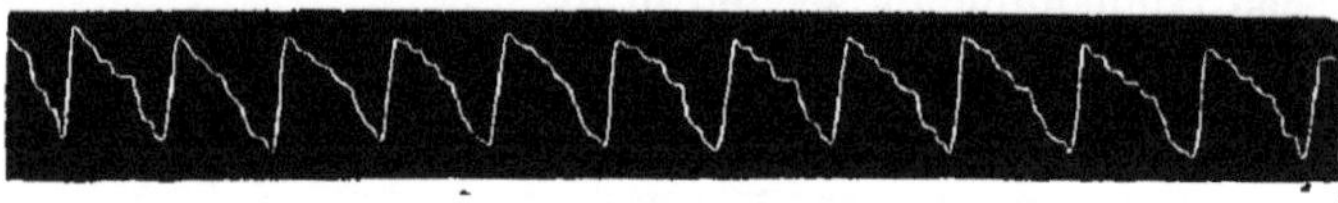

TRACÉ 33.
Pas de traitement.

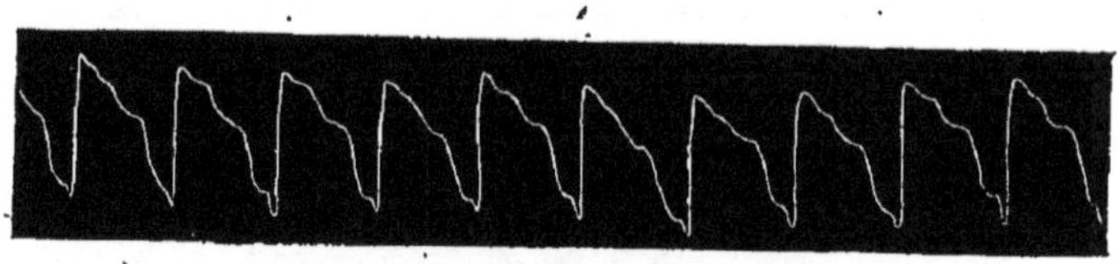

TRACÉ 34.
Après les premiers jours de traitement.

Après des complications successives d'une péricardite sèche, d'une pleurésie gauche et d'une pleurésie droite, le malade, amaigri, œdématié, albuminurique, finit par succomber, le 18 mai, à la suite d'accidents urémiques à formes dyspnéique et délirante.

Paris. — Soc. d'imp. PAUL DUPONT (Cl.) 148.5.90.

Paris. — Société d'Imprimerie PAUL DUPONT (Cl.) 148 *bis*.5.90.

www.ingramcontent.com/pod-product-compliance
Ingram Content Group UK Ltd.
Pitfield, Milton Keynes, MK11 3LW, UK
UKHW032038260826
14628UKWH00007B/3040

9 782019 641139